中医临床必读丛书 重刊

温热论

清·叶桂 撰
张志斌 整理

湿热论

清·薛雪 著
张志斌 整理

U0284367

人民卫生出版社
·北京·

图书在版编目（CIP）数据

温热论 /（清）叶桂撰；张志斌整理 . 湿热论 /（清）薛雪著；张志斌整理 . —北京：人民卫生出版社，2023.3

（中医临床必读丛书重刊）

ISBN 978-7-117-34528-6

Ⅰ. ①温… ②湿…　Ⅱ. ①叶… ②薛… ③张…　Ⅲ. ①温病学说 – 中国 – 清代　Ⅳ. ①R254.2

中国国家版本馆 CIP 数据核字（2023）第 032992 号

人卫智网	www.ipmph.com	医学教育、学术、考试、健康，购书智慧智能综合服务平台
人卫官网	www.pmph.com	人卫官方资讯发布平台

中医临床必读丛书重刊

温热论　湿热论

Zhongyi Linchuang Bidu Congshu Chongkan

Wenre Lun　Shire Lun

撰　　者：清·叶　桂
整　　理：张志斌
著　　者：清·薛　雪
整　　理：张志斌
出版发行：人民卫生出版社（中继线 010-59780011）
地　　址：北京市朝阳区潘家园南里 19 号
邮　　编：100021
E - mail：pmph @ pmph.com
购书热线：010-59787592　010-59787584　010-65264830
印　　刷：三河市君旺印务有限公司
经　　销：新华书店
开　　本：889×1194　1/32　印张：3
字　　数：46 千字
版　　次：2023 年 3 月第 1 版
印　　次：2023 年 5 月第 1 次印刷
标准书号：ISBN 978-7-117-34528-6
定　　价：20.00 元

重刊说明

中医药学是中华民族的伟大创造，是中国古代科学的瑰宝，也是打开中华文明宝库的钥匙，为中华民族繁衍生息做出了巨大贡献，对世界文明进步产生了积极影响。中华五千年灿烂文化，"伏羲制九针""神农尝百草"，中医经典著作作为中医学的重要组成部分，是中医药文化之源、理论之基、临床之本。为了把这些宝贵的财富继承好、发展好、利用好，人民卫生出版社于2005年推出了《中医临床必读丛书》（简称《丛书》）（105种），随后于2017年推出了《中医临床必读丛书》（典藏版）（30种），丛书出版后深受读者欢迎，累计印制近900万册，成为了中医药从业人员和爱好者的必读经典。

毋庸置疑，中医古籍不仅是中医理论的基础，更是中医临床坚强的基石，提高临床疗效的捷径。每一位中医从业者，无不是从中医经典学起的。"读经典、悟原理、做临床、跟名师、成大家"是中医成才的必要路径。为了贯彻落实党的二十大报告指出的促进中医药传承创新发展和《关于推进新时代古籍工作的意见》

要求,传承中医典籍精华,同时针对后疫情时代中医药在护佑人民健康方面的重要性以及大众对于中医经典的重视,我们因时因势调整和完善中医古籍出版工作,因此,在传承《丛书》原貌的基础上,对105种图书进行了改版,推出《中医临床必读丛书重刊》(简称《重刊》)。为了便于读者阅读,本版尽量保留原版风格,并采用双色印刷,将"养生类著作"单列,对每部图书的导读和相关文字进行了更新和勘误;同时邀请张伯礼院士和王琦院士为《重刊》作序,具体特点如下:

1. **精选底本,校勘严谨** 每种古籍均由各科专家遴选精善底本,加以严谨校勘,为读者提供精准的原文。在内容上,考虑中医临床人员的学习需要,一改过去加校记、注释、语译等方式,原则上只收原文,不作校记和注释,类似古籍的白文本。对于原文中俗体字、异体字、避讳字、古今字予以径改,不作校注,旨在使读者在研习之中渐得旨趣,体悟真谛。

2. **导读要览,入门捷径** 为了便于读者学习和理解,每本书前撰写了导读,介绍作者生平、成书背景、学术特点,重点介绍该书的主要内容、学习方法和临证思维方法,以及对临床的指导意义,对书的内容提要钩玄,方便读者抓住重点,提升学习和临证效果。

3. **名家整理,打造精品** 《丛书》整理者如余瀛鳌、钱超尘、郑金生、田代华、郭君双、苏礼等大部分专家都参加了我社 20 世纪 80 年代中医古籍整理工作，他们拥有珍贵而翔实的版本资料，具备较高的中医古籍文献整理水平与丰富的临床经验，是我国现当代中医古籍文献整理的杰出代表，加之《丛书》在读者心目中的品牌形象和认可度，相信《重刊》一定能够历久弥新，长盛不衰，为新时代我国中医药事业的传承创新发展做出更大的贡献。

主要分类和具体书目如下：

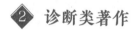 **经典著作**

《黄帝内经素问》　　　《金匮要略》

《灵枢经》　　　　　　《温病条辨》

《伤寒论》　　　　　　《温热经纬》

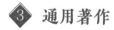 **诊断类著作**

《脉经》　　　　　　　《濒湖脉学》

《诊家枢要》

③ **通用著作**

《中藏经》　　　　　　《三因极一病证方论》

《伤寒总病论》　　　　《素问病机气宜保命集》

《素问玄机原病式》　　《内外伤辨惑论》

《儒门事亲》　　　《石室秘录》

《脾胃论》　　　　《医学源流论》

《兰室秘藏》　　　《血证论》

《格致余论》　　　《名医类案》

《丹溪心法》　　　《兰台轨范》

《景岳全书》　　　《杂病源流犀烛》

《医贯》　　　　　《古今医案按》

《理虚元鉴》　　　《笔花医镜》

《明医杂著》　　　《类证治裁》

《万病回春》　　　《医林改错》

《慎柔五书》　　　《医学衷中参西录》

《内经知要》　　　《丁甘仁医案》

《医宗金鉴》

◆4 各科著作

(1) 内科

《金匮钩玄》　　　　　《张氏医通》

《秘传证治要诀及类方》　《张聿青医案》

《医宗必读》　　　　　《临证指南医案》

《医学心悟》　　　　　《症因脉治》

《证治汇补》　　　　　《医学入门》

《医门法律》　　　　　《先醒斋医学广笔记》

《温疫论》　　　　　　　《串雅内外编》

《温热论》　　　　　　　《医醇賸义》

《湿热论》　　　　　　　《时病论》

(2)外科

《外科精义》　　　　　　《外科证治全生集》

《外科发挥》　　　　　　《疡科心得集》

《外科正宗》

(3)妇科

《经效产宝》　　　　　　《傅青主女科》

《女科辑要》　　　　　　《竹林寺女科秘传》

《妇人大全良方》　　　　《济阴纲目》

《女科经纶》

(4)儿科

《小儿药证直诀》　　　　《幼科发挥》

《活幼心书》　　　　　　《幼幼集成》

(5)眼科

《秘传眼科龙木论》　　　《眼科金镜》

《审视瑶函》　　　　　　《目经大成》

《银海精微》

(6)耳鼻喉科

《重楼玉钥》　　　　　　《喉科秘诀》

《口齿类要》

(7)针灸科

《针灸甲乙经》　　　　《针灸大成》

《针灸资生经》　　　　《针灸聚英》

《针经摘英集》

(8)骨伤科

《永类钤方》　　　　　《世医得效方》

《仙授理伤续断秘方》　《伤科汇纂》

《正体类要》　　　　　《厘正按摩要术》

⑤　养生类著作

《寿亲养老新书》　　　《老老恒言》

《遵生八笺》

⑥　方药类著作

《太平惠民和剂局方》　《得配本草》

《医方考》　　　　　　《成方切用》

《本草原始》　　　　　《时方妙用》

《医方集解》　　　　　《验方新编》

《本草备要》

人民卫生出版社

2023 年 2 月

序　一

　　党的二十大报告提出,把马克思主义与中华优秀传统文化相结合。中医药学是中国古代科学的瑰宝,也是打开中华文明宝库的钥匙。当前,中医药发展迎来了天时、地利、人和的大好时机。特别是近十年来,党中央、国务院密集出台了一系列方针政策,大力推动中医药传承创新发展,其重视程度之高、涉及领域之广、支持力度之大,都是前所未有的。"识势者智,驭势者赢",中医药人要乘势而为,紧紧把握住历史的机遇,承担起时代的责任,增强文化自信,勇攀医学高峰,推动中医药传承创新发展。而其中人才培养是当务之急,不可等闲视之。

　　作为中医药人才成长的必要路径,中医经典著作的重要性毋庸置疑。历代名医先贤,无不熟谙经典,并通过临床实践续先贤之学,创立弘扬新说;发皇古义,融会新知,提高临床诊治水平,推动中医药学术学科进步,造福于黎庶。孙思邈指出:"凡欲为大医,必须谙《素问》《甲乙》《黄帝针经》……"李东垣发《黄帝内经》胃气学说之端绪,提出"内伤脾胃,百病由生"的观点,一部《脾胃论》成为内外伤病证辨证之圭臬。经典者,路志正国医大师认为:原为"举一纲而万目张,解一卷而众篇明"之作,经典之所以奉为经典,一是经过长时间的临床实践检验,具有明确的临床指导作用和理论价值;二是后代医家在学术流变中,不断诠释、完善并丰富了其内涵与外延,使其与时俱进,丰富和发展了理论。

　　如何研习经典,南宋大儒朱熹有经验可以借鉴:为学之道,莫先于穷理;穷理之要,必在于读书;读书之法,莫贵于循序而致精;而致精之本,则又在于居敬而持志。读朱子治学之典,他的《观书有感》诗歌可为证:"半亩方塘一鉴开,天光云影共徘徊。问渠那得清如许?为有源头活水来。"可诠释读书三态:一是研读经典关键是要穷究其理,理在书中,文字易懂但究理需结合临床实践去理解、去觉悟;更要在实践中去应用,逐步达到融汇贯通,圆机活法,亦源头活水之谓也。二是研读经典当持之以恒,循序渐进,读到豁然以明的时候,才能体会到脑洞明澄,如清澈见底的一塘活水,辨病识证,仿佛天光云影,尽映眼前的境界。三是研读经典者还需有扶疾治病、济世救人之大医精诚的精神;更重要的是,读经典还需怀着敬畏之心去研读赏析,信之用之日久方可发扬之;有糟粕可弃用,但须慎之。

在这次新型冠状病毒感染疫情的防治中,疫病相关的中医经典发挥了重要作用,2020年疫情初期我们通过流调和分析,明确了新型冠状病毒感染是以湿毒内蕴为核心病机、兼夹发病为临床特点的认识,有力指导了对疫情的防治。中医药早期介入,全程参与,有效控制转重率,对重症患者采取中西医结合救治,降低了病死率,提高了治愈率。所筛选出的"三药三方"也是出自古代经典。在中医药整建制接管的江夏方舱医院中,更是交出了564名患者零转重、零复阳,医护零感染的出色答卷。中西医结合、中西药并用成为中国抗疫方案的亮点,是中医药守正创新的一次生动实践,也为世界抗疫贡献了东方智慧,受到世界卫生组织(WHO)专家组的高度评价。

经典中蕴藏着丰富的原创思路,给人以启迪。青蒿素的发明即是深入研习古典医籍受到启迪并取得成果的例证。进入新时代,国家药品监督管理部门所制定的按古代经典名方目录管理的中药复方制剂,基于人用经验的中药复方制剂新药研发等相关政策和指导原则,也助推许多中医药科研人员开始从古典医籍中寻找灵感与思路,研发新方新药。不仅如此,还有学者从古籍中梳理中医流派的传承与教育脉络,以传统的人才培养方法与模式为现代中医药教育提供新的借鉴……可见中医药古籍中的内容对当代中医药科研、临床与教育均具有指导作用，应该受到重视与研习。

我们欣慰地看到，人民卫生出版社在20世纪50年代便开始了中医古籍整理出版工作，先后经过了影印、白文版、古籍校点等阶段，经过近70年的积淀，为中医药教材、专著建设做了大量基础性工作；并通过古籍整理，培养了一大批中医古籍整理名家和专业人才，形成了"品牌权威、名家云集""版本精良、校勘精准""读者认可、历久弥新"等鲜明特点，赢得了广大读者和行业内人士的普遍认可和高度评价。2005年，为落实国家中医药管理局设立的培育名医的研修项目，精选了105种中医经典古籍分为三批刊行，出版以来，重印近千万册，广受读者欢迎和喜爱。"读经典、做临床、育悟性、成明医"在中医药行业内蔚然成风，可以说这套丛书为中医临床人才培养发挥了重要作用。此次人民卫生出版社在《中医临床必读丛书》的基础上进行重刊，是践行中共中央办公厅、国务院办公厅《关于推进新时代古籍工作的意见》和全国中医药人才工作会议精神，以实际行动加强中医古籍出版工作，注重古籍资源转化利用，促进中医药传承创新发展的重要举措。

经典之书，常读常新，以文载道，以文化人。中医经典与中华文化血脉相通，是中医的根基和灵魂。"欲穷千里目，更上一层楼"，经典就是学术进步的阶梯。希望广大中医药工作者乃至青年学生，都要增强文化自觉和文化自信，传承经典，用好经典，发扬经典。

有感于斯，是为序。

中国工程院院士　国医大师
天津中医药大学　名誉校长　张伯礼
中国中医科学院　名誉院长
2023 年 3 月于天津静海团泊湖畔

序 二

中医药典籍浩如烟海，自先秦两汉以来的四大经典《黄帝内经》《难经》《神农本草经》《伤寒杂病论》，到隋唐时期的著名医著《诸病源候论》《备急千金要方》，宋代的《经史证类备急本草》《圣济总录》，金元时期四大医家刘完素、张从正、李东垣和朱丹溪的著作《素问玄机原病式》《儒门事亲》《脾胃论》《丹溪心法》等，到明清之际的《本草纲目》《医门法律》等，中医古籍是我国中医药知识赖以保存、记录、交流和传播的根基和载体，是中华民族认识疾病、诊疗疾病的经验总结，是中医药宝库的精华。

中华人民共和国成立以来，在中医药、中西医结合临床和理论研究中所取得的成果，与中医古籍研究有着密不可分的关系。例如中西医结合治疗急腹症，是从《金匮要略》大黄牡丹汤治疗肠痈等文献中得到启示；小夹板固定治疗骨折的思路，也是根据《仙授理伤续断秘方》等医籍治疗骨折强调动静结合的论述所取得的；活血化瘀方药治疗冠心病、脑血管意外和闭塞性脉管炎等疾病的疗效，是借鉴《医林改错》

等古代有关文献而加以提高的；尤其是举世瞩目的抗疟新药青蒿素，是基于《肘后备急方》治疟单方研制而成的。

党的二十大报告提出，深入实施科教兴国战略、人才强国战略。人才是全面建设社会主义现代化国家的重要支撑。培养人才，教育要先行，具体到中医药人才的培养方面，在院校教育和师承教育取得成就的基础上，我还提出了书院教育的模式，得到了国家中医药管理局和各界学者的高度认可。王琦书院拥有115位两院院士、国医大师的强大师资阵容，学员有岐黄学者、全国名中医和来自海外的中医药优秀人才代表。希望能够在中医药人才培养模式和路径方面进行探索、创新。

那么，对于个人来讲，我们怎样才能利用好这些古籍，来提升自己的临床水平？我以为应始于约，近于博，博而通，归于约。中医古籍博大精深，绝非只学个别经典即能窥其门径，须长期钻研体悟和实践，精于勤思明辨、临床辨证，善于总结经验教训，才能求得食而化，博而通，通则返约，始能提高疗效。今由人民卫生出版社对《中医临床必读丛书》(105种)进行重刊，我认为是件非常有意义的事，《重刊》校勘严谨，每本书都配有导读要览，同时均为名家整理，堪称精品,是在继承的基础上进行的创新,这无疑对提高临床疗效、推动中医药事业的继承与发展具有积极的促进作用,因此,我们也会将《重刊》列为书院教学尤其是临床型专家成长的必读书目。

韶光易逝,岁月如流,但是中医人探索求知的欲望是亘古不变的。我相信,《重刊》必将对新时代中医药人才培养和中医学术发展起到很好的推动作用。为此欣慰之至,乐为之序。

中国工程院院士 国医大师 王琦

2023 年 3 月于北京

原　序

中医药学是具有中国特色的生命科学,是科学与人文融合得比较好的学科,在人才培养方面,只要遵循中医药学自身发展的规律,把中医理论知识的深厚积淀与临床经验的活用有机地结合起来,就能培养出优秀的中医临床人才。

百余年西学东渐,再加上当今市场经济价值取向的影响,使得一些中医师诊治疾病常以西药打头阵,中药作陪衬,不论病情是否需要,一概是中药加西药。更有甚者不切脉、不辨证,凡遇炎症均以解毒消炎处理,如此失去了中医理论对诊疗实践的指导,则不可能培养出合格的中医临床人才。对此,中医学界许多有识之士颇感忧虑而痛心疾首。中医中药人才的培养,从国家社会的需求出发,应该在多种模式、多个层面展开。当务之急是创造良好的育人环境。要倡导求真求异、学术民主的学风。国家中医药管理局设立了培育名医的研修项目,第一是参师襄诊,拜名师并制订好读书计划,因人因材施教,务求实效。论其共性,则需重视"悟性"的提高,医理与易理相通,重视易经相关理论的学习；还有文献学、逻辑学、生命科学原理与生物信息学等知识的学习运用。"悟性"主要体现在联系临床，提高思辨能力，破解疑难病例，获取疗效。再者是熟读一本临证案头书，研修项目精选的书目可以任选，作为读经典医籍研修晋级保底的基本功。第二是诊疗环境，我建议城市与乡村、医院与诊所、病房与门诊可以兼顾，总以多临证、多研讨为主。若参师三五位以上，年诊千例以上，必有上乘学问。第三是求真务实，"读经典做临床"关键在"做"字上苦下功夫，敢于置疑而后验证、诠释，进而创新，诠证创新自然寓于继承之中。

中医治学当溯本求源，古为今用，继承是基础，创新是归宿，认真继承中医经典理论与临床诊疗经验，做到中医不能丢，进而才是中医现代化的实施。厚积薄发、厚今薄古为治学常理。所谓勤求古训、融会新知，即是运用科学的临床思维方法，将理论与实践紧密联系，以显著的疗效，诠释、求证前贤的理论，于继承之中求创新发展，从理论层面阐发古人前贤之未备，以推进中医学科的进步。

综观古往今来贤哲名医，均是熟谙经典、勤于临证、发皇古义、创立新说者。通常所言的"学术思想"应是高层次的成就，是锲而不舍长期坚持"读经典做临床",并且,在取得若干鲜活的诊疗经验基础上,应是学术闪光点凝聚提炼出的精华。笔者以弘扬中医学学科的学术思想为己任,绝不敢言自己有什么学术思想,因为学术思想一定要具备创新思维与创新成果,当然是在以继承为基础上的创新;学术思想必有理论内涵指导临床实践,能提高防治水平;再者,学术思想不应是一病一证一法一方的诊治经验与心得体会。如金元大家刘完素著有《素问病机气宜保命集》,自述"法之与术,悉出《内经》之玄机",于刻苦钻研运气学说之后,倡"六气皆从火化",阐发火热症证脉治,创立脏腑六气病机、玄府气液理论。其学术思想至今仍能指导温热、瘟疫的防治。严重急性呼吸综合征(SARS)流行时,运用玄府气液理论分析证候病机,确立治则治法,遣药组方获取疗效,应对突发公共卫生事件,造福群众。毋庸置疑,刘完素是"读经典做临床"的楷模,而学习历史,凡成中医大家名师者基本如此,即使当今名医具有卓越学术思想者,亦无例外。因为经典医籍所提供的科学原理至今仍是维护健康、防治疾病的准则,至今仍葆其青春,因此"读经典做临床"具有重要的现实意义。

　　值得指出,培养临床中坚骨干人才,造就学科领军人物是当务之急。在需要强化"读经典做临床"的同时,以唯物主义史观学习易理易道易图,与文、史、哲、逻辑学交叉渗透融合,提高"悟性",指导诊疗工作。面对新世纪,东学西渐是另一股潮流,国外学者研究老聃、孔丘、朱熹、沈括之学,以应对技术高速发展与理论相对滞后的矛盾日趋突出的现状。譬如老聃是中国宇宙论的开拓者,惠施则注重宇宙中一般事物的观察。他解释宇宙为总包一切之"大一"与极微无内之"小一"构成,大而无外小而无内,大一寓有小一,小一中又涵有大一,两者相兼容而为用。如此见解不仅对中医学术研究具有指导作用,对宏观生物学与分子生物学的连接,纳入到系统复杂科学的领域至关重要。近日有学者撰文讨论自我感受的主观症状对医学的贡献和医师参照的意义;有学者从分子水平寻求直接调节整体功能的物质,而突破靶细胞的发病机制;有医生运用助阳化气、通利小便的方药同时改善胃肠症状,治疗幽门螺杆菌引起的胃炎;还有医生使用中成药治疗老年良性前列腺增生,运用非线性方法,优化观察指标,不把增生前列腺的直径作为唯一的"金"指标,用综合量表评价疗效而获得认许,这就是中医的思维,要坚定地走中国人自己的路。

　　人民卫生出版社为了落实国家中医药管理局设立的培育名医的研修项目,先从研修项目中精选20

种古典医籍予以出版,余下 50 余种陆续刊行,为我们学习提供了便利条件,只要我们"博学之,审问之,慎思之,明辨之,笃行之",就会学有所得、学有所长、学有所进、学有所成。治经典之学要落脚临床,实实在在去"做",切忌坐而论道,应端正学风,尊重参师,教学相长,使自己成为中医界骨干人才。名医不是自封的,需要同行认可,而社会认可更为重要。让我们互相勉励,为中国中医名医战略实施取得实效多做有益的工作。

王永炎

2005 年 7 月 5 日

总目录

中医临床必读丛书 重刊

温热论

清·叶桂 撰

张志斌 整理

人民卫生出版社
·北京·

导　读

　　《温热论》（另一传本为《温证论治》）是中医温病学说最重要的著作之一。此书是一部切合临床实用的温病理论性著作，全文十分简短，仅四千余字，却对温病理论有了极其关键的创新。叶氏原创的卫气营血辨证方法及辨舌辨癍疹的诊断方法，不仅对其后的温病学说发展有着重要影响，至今仍是临床辨治外感温热病最为常用的方法。

一、《温热论》与作者

　　《温热论》的作者是叶桂。叶桂（1667—1746），字天士，号香岩，江苏吴县人，清代著名的临床医家。叶桂出身于世医之家，自幼随父习医。14岁丧父，立下业医之志。此后，他刻苦探求医学，孜孜不倦。凡有擅长医术者，无论遐迩，均上门以执师礼。据说10年之间，从师凡17人。叶氏博采众家，勤于临床，终成显赫医名。据《清史稿》载，他"治病多奇中"，求治者络绎不绝。但是叶氏也因此而忙于医务，无暇著书立说，一生少有著作存世。

此书非叶桂亲笔所成，是他携徒弟游于太湖洞庭山，在舟中口述，由弟子顾景文执笔著录。本是叶氏师徒之间的问答授课，原无书名，后因整理者不同而形成两种传本。由华岫云修改整理，书名《温热论》，首刊于清乾隆四十二年(1777)；由唐大烈修改整理，书名《温证论治》，收入《吴医汇讲》，首刊于清乾隆五十七年(1792)。

据研究，《温热论》的首次整理者应该是华岫云，故简称"华本"。华岫云(1696—1773)，字南田，号召溪漫士，江苏锡山(今江苏无锡)人。平生钦佩叶桂的学识，努力寻访收购叶桂的晚年日记医案，二三年之间得以万数。并本着济世之心，对这些医案进行分类整理，选辑成书，付梓刊行，实乃叶氏学术传承中的一大功臣。因此，从清代开始就有人误认为他是叶桂的学生，并认为他"精于岐黄之术"。这其实是个误会。华氏本人为《临证指南医案》所写"凡例"第一条说"余本不业医"，可见华氏本不是医生，只是个钦佩叶桂医术的文人，出于敬重之心而觅购叶桂医案。他本人也说"此案出自数年采辑"，而且"本欲再为购求，广刻行世，奈无觅处"。所以，他的工作只是对已经收购的医案进行分类选编。

《温证论治》由苏州名医唐大烈整理,简称"吴本"。唐大烈(?—1801),字立三,号笠山。自1792年开始编辑刊行《吴医汇讲》,凡11卷。其编辑《吴医汇讲》的目的是"或疏往训,既发复而摘微;或出心裁,尤领新而标异",以使医家们的心得与经验能"共表深思,互相赏析",共同提高。正是出于这样的目的,他整理了《温证论治》,收入《吴医汇讲》中。

二、主要学术特点及对临床的指导意义

《温热论》与《温证论治》是同一本书的两个不同版本,两书的语言表述及内容先后的安排有所不同,但基本内容一致。此书不涉及医案,是一部温病理论性著作。但这又是一部学术特色鲜明,与临床治疗紧密结合,毫无虚玄之赘词的理论性著作。主要学术特点可分为卫气营血辨证体系的创建与温病望诊的阐发两个方面。

1. 卫气营血辨证体系

叶天士认同吴有性温邪"由口鼻而入"的观点,但对于感邪之后,病邪在人体内的传变过程,却创建了新的温病辨证体系,提出了由浅而深分为卫分、气分、营分、血分4个病机层次。应该说,叶桂的卫气营

血辨证方法,是十分彻底的创新,完全从温热病的传变特点出发进行辨证。卫气营血辨证正是一种在精熟临床经验基础上的高度概括,既简洁明了,又逻辑严密,抓住了温热病发展的几个关键性环节。所以,既十分便于临床医生的学习使用,又有着极高的临床适用性。

2. 辨舌、辨齿、辨瘾疹白㾦

望舌、望皮肤是中医四诊中望诊的重要内容,历来受到古代医家的重视。但是叶桂《温热论》中,专门论述望舌、望瘾疹在温病过程中的诊断意义,内容细致而具体周到,超出前人的见解。将各种舌象及瘾疹表现与病情的进退、预后的好坏及如何用药密切联系在一起,对临床有良好的指导作用。至于望齿诊断法,可以说又是叶桂的一个创新,他将望齿与外感病过程中正气的存留及病邪的进退联系在一起,尤其重视的是通过望齿的荣枯来判断温病过程中阴液存留,而阴液的存亡确实是古代温病治疗中最为至关重要的。

三、如何学习应用《温热论》

《温热论》文字非常简短,观点也非常鲜明,没有任何艰涩的语言。本来就是师徒之间的授课,因此很适合初学者学习。但此书所论述的医学道理却是精辟非凡的。学习此书要紧扣它的学术特点,抓住临床辨证与望诊两个方面。

1. 辨证

叶桂创建了由浅入深的温病卫气营血辨证体系,这是学习《温热论》首先要用心领会的重点内容。卫气营血辨证是最为简洁明了的中医传统辨证体系,因此也是最具有可操作性,最容易被学习者所掌握使用的一种。学习的重点除了要熟记关键的原文段落之外,还需要真正理解这一辨证体系的临床实际意义,与临床治疗相关联。

温热之邪从人体上部口鼻感受之后,首先侵犯的是肺,形成卫分证。如果温病进一步发展,则可能按两种方式发展。其一为顺传:按照"卫之后方言气,营之后方言血",即从卫分——→气分——→营分——→血分的顺序由浅入深,逐步传变。其二为逆传:邪从肺卫不经气分,直接传入心营,迅速出现神志昏乱。

叶桂进一步提出了卫气营血的规范治法:"在卫汗之可也,到气才宜清气","乍入营分犹可透热,仍转气分而解","入血直须凉血散血。"具体来说,在表初用辛凉轻剂,并要分风热与湿热区别对待。而卫气治法没有严格的界线。但是,有一种特殊情况,可能邪在气分停留的时间会较长,治疗也就有其特殊性,即"气病有不传血分而邪留三焦",则应该根据三焦的不同表现进行论治。入营可用清解营分,透热转气,如犀角、元参、羚羊角等物。入血则以清热凉血,活血透瘀为主,如生地、丹皮、阿胶、赤芍等物。

2. 温病诊法

《温热论》中最有特色的温病诊法就是前面提到过的望舌、望齿、望瘢疹,这是学习的另一个重点。

(1) 望舌:温病望舌的主要目的是判断热之深浅轻重与津液之存亡。如①望舌苔:以有无及润燥判断正气津液之虚实;以厚薄及是否腻浊判断湿浊宿滞之有无;以黄白及黄色之深浅判断寒热属性及轻重。②望舌绛:舌之红绛为热入营血,同时,以红绛紫色之不同判别邪热的深浅;以绛舌之干燥与否及干燥所在部位判断津液存亡及所伤脏器;以绛色之亮泽或晦暗判断其正气之盛衰。③望舌体运动不利:舌绛难伸,痰阻舌根,为有内风也;舌绛而不鲜,干枯而痿者,为肾阴涸。④其他:舌有芒刺,为上焦热极;舌淡不荣而干为胃之气津损伤;舌黑为肾脏色见。

(2) 望齿:望齿主要是用以判断胃肾阴阳。如齿光燥为胃热甚,齿干枯为肾液枯,下半截干而上半截润为水不上承而心火上炎；齿上结血紫如干漆为阳血属胃热，齿上结血黄如酱瓣为阴血属肾枯；咬牙啮齿，或牙关不开，均为风痰之兆。

（3）望癍疹白痦：首先要学会区别癍、疹、白痦的不同皮肤表现。一般癍疹属热入营血，白痦属湿郁肺气。但癍疹相对而言，癍属血者为多，疹也有属气分者。在此基础上，①色深浅：以癍色红为热、色紫为热盛、色黑为热极，色淡红为虚癍；②色荣枯：以色亮泽为正未伤，色枯暗为正已伤；③癍块大小：以色紫而点小为心包热，点大而紫为胃中热；④癍疹的伴随症状：出而神情清爽为外解里和，出而昏蒙则为正不胜邪或胃津内涸。

张志斌

2007 年 3 月

整理说明

一、该书有《温热论》与《温证论治》两种传本，且两书的文字表述有较大的差异；这两种版本并无优劣可分，且篇幅均小。为了分清学术源流，解决阅读的迷惑，本次整理将《温证论治》附出在后。前者以清乾隆四十二年(1777)卫生堂刻本为底本，清道光九年(1829)卫生堂刻本为校本；后者以清乾隆五十七年(1792)吴门唐氏问心草堂刻《吴医汇讲》本为底本，清道光十五年(1835)《医门棒喝》本为校本。

二、凡底本不误而校本有误者，悉据底本。底本引文虽有化裁，但文理通顺，意义无实质性改变者，也据底本。唯底本有误或引文改变原意时，方据情酌改。如《温热论》第一自然段有云"或透风于热外，或渗湿于热下"，其中"风"字：卫生堂本与经锄堂本均作"湿"，据《温热经纬》本改。

三、本书采用横排、简体，现代标点。

四、该书药名有与今通行之名用字不同者，为便利当代读者使用，一般改用通行之名(如"梹榔"改为"槟榔"，"查肉"改为"楂肉"等)；药物异名或能体现时代用药特征的药名不改（如"延胡"不改为"延胡索"等）。

五、底本中医名词术语用字与今规范用语者，为便利当代读者使用，一般改用规范用语（如"心胞"改为"心包"，"斑疹"改为"瘢疹"等）。

六、凡底本中的异体字、俗写字，或笔画差错残缺，均径改作正体字（如"膜视"改为"漠视"等）。若显系笔误或误用之字，则径予改正（如"已"误为"巳"等）。

七、《温热论》原书眉批栏中之文字，当为华岫云整理时所加。整理中根据其文意，插入正文相应的文字之处。眉批用小字，前后用黑鱼尾号（【 】）括注以为标记。

序

华与余家，世为姻娅。华君岫云精通岐黄术，常存利济救人之心，孜孜不倦。向慕吴门叶天士先生为当世卢扁，留心觅其医案约计盈万，分门选刻，共成十卷，名曰《临证指南》，已通行海宇矣。壬申岁，又将其续补医案《温热论》与平生所集各种经验奇方付刊，以备救急。其愿甚诚。忽于癸秋谢世。其方止刻十之二三，半途而废，见者咸为惋惜。华君好友岳君廷璋不忍漠视，力劝徽苏义商程叶两君子授梓，完璧以公同志。一日汉川程君来蜀，出此编，丏余作序，予素不知医，且公务纷拏，军书旁午，竟不暇及。第展阅一过，了然心目。洵为青囊家不可缺一之书。即卢扁复起，亦不能舍是而别开窔奥，倘于乡陬僻壤，症患奇难，一时罕有良医调剂，备此查考，对症用药，立能起死回生，功效匪浅，慎勿以此编易简而忽诸。

乾隆四十年冬小春月赐进士出身钦命四川按察使司按察司加三级凝台杜玉林撰并书

13

目
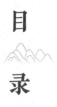
录

温热论

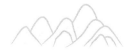

古吴叶　桂天士先生论

锡山华南田岫云　校

温邪上受【邪从口鼻而入,故曰"上受"。但春温冬时伏寒藏于少阴,遇春时温气而发,非必上受之邪也。则此所论温邪乃是温风湿温之发于春末夏初者也】,首先犯肺,逆传心包。肺主气属卫,心主血属营,辨营卫气血虽与伤寒同,若论治法,则与伤寒大异。盖伤寒之邪留恋在表,然后化热入里,温邪则热变最速。未传心包,邪尚在肺。肺主气,其合皮毛,故云在表。在表初用辛凉轻剂。挟风则加入薄荷、牛蒡之属;挟湿加芦根、滑石之流。或透风于热外,或渗湿于热下,不与热相抟,势必孤矣。不尔,风挟温热而燥生,清窍必干,谓水主之气不能上荣,两阳相劫也。湿与温合,蒸郁而蒙痹于上,清窍为之壅塞,浊邪害清也。其病有类伤寒,其验之之法,伤寒多有变症,温热虽久在一经不移,以此为辨。

前言辛凉散风,甘淡驱湿,若病仍不解,是渐欲入营也。营分受热,则血液受劫。心神不安,夜甚无

17

寐,或瘰点隐隐,即撤去气药。如从风热陷入者,用犀角、竹叶之属;如从湿热陷入者,犀角、花露之品,参入凉血清热方中。若加烦躁、大便不通,金汁亦可加入。老年或平素有寒者,以人中黄代之。急急透瘰为要。若瘰出热不解者,胃津亡也,主以甘寒,重则如玉女煎,轻则如梨皮、蔗浆之类。或其人肾水素亏,虽未及下焦,先自彷徨矣。必验之于舌。如甘寒之中加入咸寒,务在先安未受邪之地,恐其陷入易易耳。若其邪始终在气分流连者,可冀其战汗透邪,法宜益胃,令水与汗并,热达腠开,邪从汗出。解后胃气空虚,当肤冷一昼夜,待气还自温暖如常矣。盖战汗而解,邪退正虚,阳从寒泄,故渐肤冷,未必即成脱症。此时宜令病者安舒静卧,以养阳气来复。旁人切勿惊惶,频频呼唤,扰其元神,使其烦躁。但诊其脉,若虚软和缓,虽倦卧不语,汗出肤冷,却非脱症。若脉急疾,躁扰不卧,肤冷汗出,便为气脱之症矣。更有邪盛正虚,不能一战而解,停一二日再战汗而愈者,不可不知。

再论气病有不传血分而邪留三焦,亦如伤寒中少阳病也。彼则和解表里之半,此则分消上下之势,随症变法,如近时杏朴苓等类,或如温胆汤之走泄。因其仍在气分,犹可望其战汗之门户,转疟之机括。大凡看法,卫之后方言气,营之后方言血。在卫汗之可也【辛凉开肺便是汗剂,非如伤寒之用麻、桂辛温也】,到气才可清气。入营犹可透热转气,如犀角、元参、羚羊等物。入血就恐耗血动血,直须凉血散血,如生地、丹皮、阿胶、赤芍等物。否则前后不循缓急之法,虑其动手便错,反至慌张矣。且吾吴湿邪害人最广。如面色白者,须要顾其阳气,湿胜则阳微也。法应清凉,然到十分之六七,即不可过于寒凉,恐成功反弃。何以故耶?湿热一去,阳亦衰微也。面色苍者,须要顾其津液,清凉到十分之六七,往往热减身寒者,不可就云虚寒而投补剂,恐炉烟虽熄,灰中有火也。须细察精详,方少少与之,慎不可直率而往也。又有酒客里湿素盛,外邪入里,里湿为合。在阳旺之躯胃湿恒多,在阴盛之体脾湿亦不少,然其化热则一。热病救阴则易,通阳最难。救阴不在血,而在津与汗;通阳不在温,而在利小便。然较之杂症,则有不同也。

再论三焦不得从外解,必致成里结。里结于何?在阳明胃与肠也。亦须用下法,不可以气血之分,就不可下也。但伤寒热邪在里,劫烁津液,下之宜猛;此多湿邪内抟,下之宜轻。伤寒大便溏为邪已尽,不可再下;湿温病大便溏为邪未尽,必大便硬慎不可再攻也,以屎燥为无湿矣。再人之体,脘在腹上,其地位处于中,按之痛,或自痛,或痞胀,当用苦泄,以其入腹近也。必验之于舌，或黄，或浊，可与小陷胸汤，或泻心汤，随症治之。若白不燥，或黄白相兼，或灰白不渴，慎不可乱投苦泄，其中有外邪未解里先结者，或邪郁未伸，或素属中冷者，虽有脘中痞痛，宜从开泄，宣通气滞，以达归于肺，如近俗之杏、蔻、橘、桔等，是轻苦微辛具流动之品可耳。

【论舌黄】再前云舌黄或浊，须要有地之黄。若光滑者，乃无形湿热中已虚象，大忌前法。其脐以上为大腹，或满，或胀，或痛，此必邪已入里矣，表症必无，或十之存一。亦要验之于舌，或黄甚，或如沉香色，或如灰黄色，或老黄色，或中有断纹，皆当下之，如小承气汤，用槟榔、青皮、枳实、元明粉、生首乌等。若未现此等舌，不宜用此等法，恐其中有湿聚，太阴为满，或寒湿错杂为痛，或气壅为胀，又当以别法治之。

再黄苔不甚厚而滑者，热未伤津，犹可清热透表。若虽薄而干者，邪虽去而津受伤也，苦重之药当禁，宜甘寒轻剂可也。

【论舌绛】再论其热传营，舌色必绛。绛，深红色也。初传，绛色中兼黄白色，此气分之邪未尽也，泄卫透营，两和可也。纯绛鲜泽者，胞络受病也，宜犀角、鲜生地、连翘、郁金、石菖蒲等。延之数日，或平素心虚有痰，外热一陷，里络就闭，非菖蒲、郁金等所能开,须用牛黄丸、至宝丹之类,以开其闭,恐其昏厥为痉也。

再色绛而舌中心干者,乃心胃火燔,劫烁津液,即黄连、石膏亦可加入。若烦渴,烦热,舌心干,四边色红,中心或黄或白者,此非血分也,乃上焦气热烁津,急用凉膈散散其无形之热,再看其后转变可也。慎勿用血药,以滋腻难散。至舌绛望之若干,手扪之原有津液,此津亏湿热熏蒸,将成浊痰蒙闭心包也。

再有热传营血,其人素有瘀伤宿血在胸膈中,挟热而抟,其舌色必紫而暗,扪之湿,当加入散血之品,如琥珀、丹参、桃仁、丹皮等。不尔,瘀血与热为伍,阻遏正气,遂变如狂发狂之症。若紫而肿大者,乃酒毒冲心。紫而干晦者,肾肝色泛也,难治。舌色绛而上有黏腻似苔非苔者,中挟秽浊之气,急加芳香逐之。舌绛欲伸出口而抵齿难骤伸者,痰阻舌根,有内风也。舌绛而光亮胃阴亡也,急用甘凉濡润之品。若舌绛而干燥者,火邪劫营,凉血清火为要。舌绛而有碎点白黄者,当生疳也。大红点者,热毒乘心也,用黄连、金汁。其有虽绛而不鲜,干枯而痿者,此肾阴涸,急以阿胶、鸡子黄、地黄、天冬等救之,缓则恐涸极而无救也。其有舌独中心绛干者,此胃热心营受灼也,当于清胃方中加入清心之品,否则,延及于尖,为津干火盛矣。

舌尖绛独干,此心火上炎,用导赤散泻其腑。

【论舌苔】再舌苔白厚而干燥者,此胃燥气伤也,滋肾药中加甘草,令甘守津还之意。舌白而薄者,外感风寒也,当疏散之。若白干薄者,肺津伤也,加麦冬、花露、芦根汁等轻清之品,为上者上之也。若白苔绛底者,湿遏热伏也,当先泄湿透热,防其就干也。勿忧之,再从里透于外则变润矣。初病舌就干,神不昏者,急养正微,加透邪之药。若神已昏,此内匮矣,不可救药。又不拘何色,舌上生芒刺者,皆是上焦热极也,当用青布拭令薄荷水揩之。即去者轻,旋即生者险矣。舌苔不燥,自觉闷极者,属脾湿盛也。或有伤痕血迹者,必问曾经搔挖否,不可以有血而便为枯症,仍从湿治可也。再有神情清爽,舌胀大不能出口者,此脾湿胃热,郁极化风,而毒延于口也,用大黄磨入当用剂内,则舌胀自消矣。

再舌上白苔黏腻,吐出浊厚涎沫者,口必甜味也,为脾瘅病。乃湿热气聚,与谷气相抟,土有余也。盈满则上泛,当用醒头草芳香辛散以逐之则退。若舌上苔如碱者,胃中宿滞挟浊秽郁伏,当急急开泄,否则闭结中焦,不能从膜原达出矣。

【舌有烟煤】若舌无苔而有如烟煤隐隐者,不渴肢寒知挟阴病。如口渴烦热,平时胃燥舌也,不可攻之。

若燥者,甘寒益胃;若润者,甘温扶中。此何故? 外露而里无也。

【论舌黑】若舌黑而滑者,水来克火,为阴症,当温之。若见短缩,此肾气竭也,为难治。欲救之,加人参、五味子,勉希万一。舌黑而干者,津枯火炽,急急泻南补北。若燥而中心厚痞者,土燥水竭,急以咸苦下之。

【论舌淡红无色】舌淡红无色者,或干而色不荣者,当是胃津伤而气无化液也,当用炙甘草汤,不可用寒凉药。

【论舌白如粉】若舌白如粉而滑,四边色紫绛者,温疫病初入膜原未归胃腑,急急透解,莫待传陷而入为险恶之病。且见此舌者,病必见凶,须要小心。凡癍疹初见,须用纸燃照看。胸背两胁点大而在皮肤之上者为癍,或云头隐隐,或琐碎小粒者为疹,又宜见而不宜见多。按方书谓癍色红者属胃热,紫者热极,黑者胃烂。然亦必看外症所合,方可断之。然而春夏之间湿病,俱发疹为甚,且其色要辨。如淡红色,四肢清,口不甚渴,脉不洪数,非虚癍即阴癍。或胸微见数点,面赤足冷,或下利清谷,此阴盛格阳于上而见,当温之。若癍色紫小点者,心包热也。点大而紫,胃中热也。黑癍而光亮者,热胜毒盛。虽属不治,若其人气

23

血充者,依法治之,尚可救。若黑而晦者必死。若黑而隐隐四旁赤色,火郁内伏,大用清凉透发,间有转红成可救者。若夹癍带疹,皆是邪之不一,各随其部而泄。然癍属血者恒多,疹属气者不少。癍疹皆是邪气外露之象,发出宜神情清爽,为外解里和之意。如癍疹出而昏者,正不胜邪,内陷为患,或胃津内涸之故。

【论白痦】再有一种白痦,小粒如水晶色者,此湿热伤肺,邪虽出而气液枯也,必得甘药补之。或未至久延伤及气液,乃湿郁卫分,汗出不彻之故,当理气分之邪。或白枯如骨者多凶,为气液竭也。

【论齿】再温热之病,看舌之后,亦须验齿。齿为肾之余,龈为胃之络,热邪不燥胃津,必耗肾液。且二经之血皆走其地,病深动血,结瓣于上。阳血者色必紫,紫如干漆;阴血者色必黄,黄如酱瓣。阳血若见,安胃为主;阴血若见,救肾为要。然豆瓣色者多险,若症还不逆者尚可治,否则难治矣。何以故耶?盖阴下竭阳上厥也。

齿若光燥如石者,胃热甚也。若无汗恶寒,卫偏胜也,辛凉泄卫透汗为要。若如枯骨色者,肾液枯也,为难治。若上半截润,水不上承,心火炎上也,急急清心救水,俟枯处转润为妥。若咬牙啮齿者,湿热化风。痉病但咬牙者,胃热气走其络也。若咬牙而脉症皆衰者,胃虚无谷以内荣亦咬牙也。何以故耶？虚则喜实也。舌本不缩而硬,而牙关咬定难开者,此非风痰阻络,即欲作痉症,用酸物擦之即开。酸走筋,木来泄土故也。

若齿垢如灰糕样者,胃气无权,津亡湿浊用事,多死。而初病齿缝流清血,痛者为胃火冲激也,不痛者龙火内燔也。齿焦无垢者死,齿焦有垢者肾热胃劫也。当微下之,或玉女煎清胃救肾可也。

【论妇女温热病】再妇人病温与男子同,但多胎前产后,以及经水适来适断。大凡胎前病,古人皆以四物加减用之,谓护胎为要,恐来害妊。如热极用井底泥、蓝布浸冷覆盖腹上等,皆是保护之意,但亦要看其邪之可解处用。用血腻之药不灵,又当审察,不可认板法。然须步步保护胎元,恐损正邪陷也。至于产后之法,按方书谓慎用苦寒药,恐伤其已亡之阴也。然亦要辨其邪能从上中解者,稍从症用之亦无妨也。不过勿犯下焦,且属虚体,当如虚怯人病邪而治。总之,勿犯实实虚虚之禁。况产后当血气沸腾之候,最多空窦,邪势必乘虚内陷,虚处受邪为难治也。如经水适来适断,邪将陷血室,少阳伤寒言之详悉,不必多赘。但数动与正伤寒不同,仲景立小柴胡汤,提出所陷热邪,参枣扶胃气,冲脉隶属阳明也,此与虚者为合治。

若热邪陷入与血相结者,当宗陶氏小柴胡汤,去参枣,加生地、桃仁、楂肉、丹皮,或犀角等。若本经血结自甚,必少腹满痛。轻者刺期门,重者小柴胡汤去甘药,加延胡、归尾、桃仁,挟寒加肉桂,心气滞者加香附、陈皮、枳壳等。然热陷血室之症,多有谵语如狂之象,防是阳明胃热,当辨之。血结者身体必重,非若阳明之轻旋便捷者。何以故耶?阴主重浊,络脉被阻,侧旁气痹,连胸背皆拘束不遂,故去邪通络,正合其病。往往延久,上逆心包,胸中痛,即陶氏所谓血结胸也。王海藏出一桂枝红花汤加海蛤、桃仁,原为表里上下一齐尽解之理,看此方大有巧手,故录出以备学者之用。

附:温证论治

叶天士,名桂,号香岩,世居阊门外下塘。所著《温证论治》二十则,乃先生游于洞庭山,门人顾景文随之舟中,以当时所语信笔录记。一时未加修饰,是以辞多佶屈,语亦稍乱,读者不免晦目。烈不揣冒昧,窃以语句少为条达,前后少为移掇,惟使晦者明之,至先生立论之要旨,未敢稍更一字也。

温邪上受,首先犯肺,逆传心包。肺主气属卫,心主血属营,辨营卫气血虽与伤寒同,若论治法,则与伤寒大异。盖伤寒之邪留恋在表,然后化热入里,温邪则化热最速。未传心包,邪尚在肺。肺合皮毛而主气,故云在表。初用辛凉轻剂。挟风加薄荷、牛蒡之属;挟湿加芦根、滑石之流。或透风于热外,或渗湿于热下,不与热相搏,势必孤矣。不尔,风挟温热而燥生,清窍必干,谓水主之气不能上荣,两阳相劫也。湿与温合,蒸郁而蒙痹于上,清窍为之壅塞,浊邪害清也。其病有类伤寒,验之之法,伤寒多有变症,温热虽久总在一经为辨。

前言辛凉散风,甘淡驱湿,若病仍不解,是渐欲入营也。营分受热,则血液受劫。心神不安,夜甚无寐,或斑点隐隐,即撤去气药。如从风热陷入者,用犀角、竹叶之属;如从湿热陷入者,用犀角、花露之品,参入凉血清热方中。若加烦躁、大便不通,金汁亦可加入。老年及平素有寒者,以人中黄代之。急速透斑为要。若斑出热不解者,胃津亡也,主以甘寒,重则玉女煎,轻则梨皮、蔗浆之类。或其人肾水素亏,病虽未及下焦,每多先自彷徨,此必验之于舌。如甘寒之中加入咸寒,务在先安未受邪之地,恐其陷入耳。若其邪始终在气分流连者,可冀其战汗透邪,法宜益胃,令邪与汗并,热达腠开,邪从汗出。解后胃气空虚,当肤冷一昼夜,待气还自温暖如常矣。盖战汗而解,邪退正虚,阳从汗泄,故渐肤冷,未必即成脱症。此时宜安舒静

27

卧,以养阳气来复。旁人切勿惊惶,频频呼唤,扰其元气。但诊其脉,若虚软和缓,虽倦卧不语,汗出肤冷,却非脱症。若脉急疾,躁扰不卧,肤冷汗出,便为气脱之症矣。更有邪盛正虚,不能一战而解,停一二日再战汗而愈者,不可不知。

再论气病有不传血分而邪留三焦,犹之伤寒中少阳病也。彼则和解表里之半,此则分消上下之势,随症变法,如近时杏朴苓等类,或如温胆汤之走泄。因其仍在气分,犹有战汗之门户,转疟之机括也。大凡看法,卫之后方言气,营之后方言血。在卫汗之可也,到气才宜清气。乍入营分犹可透热,仍转气分而解,如犀角、元参、羚羊等物是也。至入于血,则恐耗血动血,直须凉血散血,如生地、丹皮、阿胶、赤芍等物是也。若不循缓急之法,虑其动手便错耳。且吾吴湿邪害人最多。如面色白者,须要顾其阳气,湿胜则阳微也。如法应清凉,用到十分之六七,即不可过凉,盖恐湿热一去,阳亦衰微也。面色苍者,须要顾其津液,清凉到十分之六七,往往热减身寒者,不可便云虚寒而投补剂,恐炉烟虽熄,灰中有火也。须细察精详,方少少与之,慎不可漫然而进也。又有酒客里湿素盛,外邪入里,与之相抟。在阳旺之躯胃湿恒多,在阴盛之体脾湿亦不少,然其化热则一。热病救阴犹易,通阳最难。救阴不在补血，而在养津与测汗；通阳不在温，而在利小便。较之杂症有不同也。

再论三焦不从外解，必致里结。里结于何？在阳明胃与肠也。亦须用下法，不可以气血之分，谓其不可下也。惟伤寒热邪在里，劫烁津液，下之宜猛；此多湿邪内抟，下之宜轻。伤寒大便溏为邪已尽，不可再下；湿温病大便溏为邪未尽，必大便硬乃为无湿，始不可再攻也。再人之体，脘在腹上，其位居中，按之痛，或自痛，或痞胀，当用苦泄，以其入腹近也。必验之于舌，或黄，或浊，可与小陷胸汤，或泻心汤，随症治之。若白不燥，或黄白相兼，或灰白不渴，慎不可乱投苦泄，其中有外邪未解里先结者，或邪郁未伸，或素属中冷者，虽有脘中痞痛，宜从开泄，宣通气滞，以达归于肺，如近世之杏、蔻、橘、桔等，轻苦微辛具流动之品可耳。又有舌上白苔黏腻，吐出浊厚涎沫者，其口必甜，此为脾瘅。乃湿热气聚，与谷气相抟，土有余也。盈满则上泛，当用佩兰叶芳香辛散以逐之。若舌上苔如碱者，胃中宿滞挟浊秽郁伏，当急急开泄，否则闭结中焦，不能从膜原达出矣。

再舌苔白厚而干燥者，此胃燥气伤也，滋润药中加甘草，令甘守津还之意。舌白而薄者，外感风寒也，当疏散之。若薄白而干者，肺液伤也，加麦冬、花露、芦根汁等轻清之品,为上者上之也。若苔白而底绛者,湿遏热伏也,当先泄湿透热,防其即干也。此可勿忧,再从里而透于外则变润矣。初病舌即干,神不昏者,宜急养正微,加透邪之药。若神已昏,此内匮,不可救药矣。

前云舌黄或浊,当用陷胸泻心,须要有地之黄。若光滑者,乃无形湿热已有中虚之象,大忌前法。其脐以上为大腹,或满,或胀,或痛,此必邪已入里,表症必无,或存十之一二。亦须验之于舌,或黄甚,或如沉香色,或如灰黄色,或老黄色,或中有断纹,皆当下之,如小承气汤,用槟榔、青皮、枳实、元明粉、生首乌等皆可。若未现此等舌,不宜用此等药,恐其中有湿聚太阴为满,或寒湿错杂为痛,或气壅为胀,又当以别法治之矣。

再黄苔不甚厚而滑者,热未伤津,犹可清热透表。若虽薄而干者,邪虽去而津受伤也,苦重之药当禁,宜甘寒轻剂养之。

再论其热传营,舌色必绛。绛,深红色也。初传,绛色中兼黄白色,此气分之邪未尽也,泄卫透营,两和可也。纯绛鲜泽者,胞络受邪也,宜犀角、鲜生地、连翘、郁金、石菖蒲等清泄之。延之数日,或平素心虚有痰,外热一陷,里络即闭,非菖蒲、郁金等所能开,须用牛黄丸、至宝丹之类,以开其闭,恐其昏厥为痉也。

再论舌绛而干燥者,火邪劫营,凉血清血为要。色绛而舌心干者,乃心胃火燔,劫烁津液,即黄连、石膏亦可加入。其有舌心独绛而干者,亦胃热而心营受灼也,当于清胃方中加入清心之品,否则,延及于尖,为津干火盛之候矣。舌尖独绛而干,此心火上炎,用导赤散泻其腑。若烦渴,烦热,舌心干,四边色红,中心或黄或白者,此非血分也,乃上焦气热烁津,急用凉膈散散其无形之热,再看其后转变可也。慎勿用血药,反致滋腻留邪。至舌绛望之若干,手扪之原有津液,此津亏湿热熏蒸,将成浊痰蒙闭心包也。舌色绛而上有黏腻似苔非苔者,中挟秽浊之气,急加芳香逐之。舌绛而抵齿难伸出口者,痰阻舌根,有内风也。舌绛而光亮胃阴亡也,急用甘凉濡润之品。舌绛而有碎点黄白者,将生疳也。大红点者,热毒乘心也,用黄连、金汁。其有虽绛而不鲜,干枯而痿者,此肾阴涸也,急以阿胶、鸡子黄、地黄、天冬等救之,缓则恐涸极而无救也。

再有热传营血,其人素有瘀伤宿血在胸膈中,舌色必紫而暗,扪之潮湿,当加散血之品,如琥珀、丹参、桃仁、丹皮等,否则瘀血与热相抟,阻遏正气,遂变如狂发狂之症。若紫而肿大者,乃酒毒冲心。紫而干晦者,肾肝色泛也,难治。

舌若淡红无色,或干而色不荣者,乃是胃津伤而气无化液也,当用炙甘草汤,不可用寒凉药。

再有不拘何色,舌生芒刺者,皆是上焦热极也,当用青布拭冷薄荷水揩之。即去者轻,旋即生者险矣。

舌苔不燥,自觉闷极者,属脾湿盛也。或有伤痕血迹者,必问曾经搔挖否,不可以有血而便为枯症,仍从湿治可也。再有神情清爽,舌胀大不能出口者,此脾湿胃热,郁极化风,而毒延于口也,用大黄磨入当用剂内,则舌胀自消矣。

舌无苔而有如烟煤隐隐者,慎不可忽视,如口渴烦热而燥者,平时胃燥也,不可攻之,宜甘寒益胃。若不渴,肢寒而润者,乃挟阴病,宜甘温扶中。此何以故?外露而里无也。

舌黑而滑者,水来克火,为阴症,当温之。若见短缩,此肾气竭也,为难治,惟加人参、五味子,或救万一。舌黑而干者,津枯火炽,急急泻南补北。若黑燥而中心厚者,土燥水竭,急以咸苦下之。

若舌白如粉而滑,四边色紫绛者,温疫病初入膜原未归胃腑,急急透解,莫待传入而为险恶之症。且见此舌者,病必见凶,须要小心。

凡癍疹初见,须用纸燃照看。胸背两胁点大而在皮肤之上者为瘫,或云头隐隐,或琐碎小粒者为疹,又宜见而不宜多见。按方书谓瘫色红者属胃热,紫者热极,黑者胃烂。然亦必看外症所合,方可断之。春夏之问湿病,俱发瘫疹为甚。如淡红色,四肢清,口不甚渴,脉不洪数,此非虚瘫,即属阴瘫。或胸前微见数点,面赤足冷,或下利清谷,此阴盛格阳于上,当温之。若瘫色紫而点小者,心包热也。点大而紫,胃中热也。瘫黑而光亮者,热毒极炽。虽属不治,然其人气血充者,依法治之,或有可救。若黑而晦者必死。黑而隐隐四旁赤色者,乃火郁内伏,大用清凉透发,间有转红而可救者。又有夹瘫带疹,皆是邪之不一,各随其部而泄。然瘫属血者恒多,疹属气者不少。瘫疹皆是邪气外露之象,发出之时宜神情清爽,方为外解里和。如瘫疹出而昏者,此正不胜邪而内陷,或胃津内涸之候矣。

再有一种白痦,小粒如水晶色者,此湿热伤肺,邪虽出而气液枯也,必得甘药补之。若未至久延,气液尚在未伤,乃为湿郁卫分,汗出不彻之故,当理气分之邪。枯白如骨者多凶,气液竭也。

再温热之病,看舌之后,亦须验齿。齿为肾之余,龈为胃之络,热邪不燥胃津,必耗肾液。且二经之血走于此处,病深动血,结瓣于上。阳血色紫,紫如干漆；阴血色黄，黄如酱瓣。阳血若见，安胃为主；阴血若见，救肾为要。然豆瓣色者多险，惟症尚不逆者犹可治，否则难治矣。此何故耶？盖阴下竭阳上厥也。

齿若光燥如石者，胃热甚也。证见无汗恶寒，卫偏胜也，辛凉泄卫透汗为要。若如枯骨色者，肾液枯也，为难治。若上半截润，水不上承而心火上炎也，急急清心救水，俟枯处转润为妥。若咬牙啮齿者，湿热化风。痉病但咬牙者，胃热气走其络也。咬牙而脉症皆衰者，胃虚无谷以内荣也。此何以故？虚则喜实也。舌木不缩而硬，牙关咬定难开者，此非风痰阻络，即欲作痉症，用酸物擦之即开。酸走筋，木来泄土故也。

若齿垢如灰糕样者，胃气无权，津亡而湿浊用事，多死。初病齿缝流清血，痛者为胃火冲激，不痛者为龙火内燔。齿焦无垢者死，齿焦有垢者肾热胃劫也。当微下之，或玉女煎清胃救肾可也。

再妇人病温与男子同，但多胎前产后，以及经水适来适断。大凡胎前病，古人皆以四物加减用之，谓恐邪来害妊也。如热极者，有用井底泥及蓝布浸冷覆盖腹上等，皆是护胎之意。然亦须看其邪之可解而用之，如血腻之药不灵，又当审察，不可固执。仍宜步步保护胎元，恐正损邪陷也。至于产后，方书谓慎用苦寒,恐伤已亡之阴也。然亦要辨其邪能从上中解者,稍从症用之亦无妨也。不过勿犯下焦,且属虚体,当如虚怯人病邪而治。况产后当血气沸腾之际,最多空窦,邪必乘虚内陷,虚处受邪为难治也。如经水适来适断,邪将陷于血室,少阳伤寒言之详悉,不必多赘。但数动与正伤寒不同,仲景立小柴胡汤,提出所陷热邪,参枣以扶胃气,因冲脉隶属阳明也,此惟虚者为合治。若热邪陷入与血相结者,当宗陶氏小柴胡汤,去参枣,加生地、桃仁、楂肉、丹皮,或犀角等。若本经血结自甚,必少腹满痛。轻者刺期门,重者小柴胡汤去甘药,加延胡、归尾、桃仁,挟寒加肉桂,心气滞加香附、陈皮、枳壳等。然热陷血室之症,多有谵语如狂之象,与阳明胃热相似,此种病机,最须辨别。血结者身体必重,非若阳明之轻便者。何以故耶?阴主重浊,络脉被阻,身之侧旁气痹,连及胸背皆为阻塞,故去邪通络,正合其病。往往延久,上逆心包,胸中痹痛,即陶氏所谓血结胸也。王海藏出一桂枝红花汤加海蛤、桃仁,原欲表里上下一齐尽解之理,此方大有巧妙焉。

中医临床必读丛书 重刊

清·薛雪 著

张志斌 整理

湿热论

人民卫生出版社

·北京·

导　读

　　《湿热论》(又名《湿热条辨》)作者为清代著名温病学家——薛雪。此书是一部切合临床实用的温病理论性著作,全文十分简短,仅六千余字,不分卷,却在湿热病方面对温病理论有了创新性的补充。温病的三焦辨证方法,始见于此书,此后由吴鞠通完善而行于世,至今仍对临床温病辨治具有指导作用。然而,言三焦辨证的创始,世人多言吴氏而不知薛氏,实为对薛氏的理论贡献认识不足。

一、《湿热论》与作者

　　《湿热论》约成书于乾隆二十一年(1756)以前。其书仿成无己《注解伤寒论》的体例,分条列论,以求简明易诵,又于各条之下有薛氏自注,对条文所涉内容详加辨析,呈现一种简洁条文加上自注文的形式,故后来有人以"湿热条辨"为此命名。全书仅有论35条,直述湿热病证候表现、传变规律及治法方药。所论多为作者临床心得,间或谈及张仲景《伤寒论》

及吴有性《温疫论》之理论或治法。

　　此书的作者是薛雪(1681—1770),字生白,号一瓢,江苏吴县人,与叶桂同时而齐名。早年习儒,诗文俱佳,而且工于书画,擅长拳技。后因母患湿热病而潜心学医,医技渐精,渐至与叶桂齐名。关于此书的作者是否为薛雪曾经有过长期的争议。实际上,《湿热论》最早的载体《医学蒙求》对此有详细记载。该书不仅存留薛雪自序,还有徐行所写的"湿热论序",叙述其书的来历与传承。从序中可以看出,徐行与其师吴蒙(正功)珍藏《湿热论》历时数十年。吴蒙与薛雪二人曾共同校正周扬俊的《温热暑疫全书》,说明二人相熟,并有学术往来。吴蒙所珍藏的《湿热论》应来自薛雪本人。因薛雪喜欢以儒者自居,而不愿以医者自称。故在世时,他的医学著作并未刊行。吴蒙得其《湿热论》后曾进行校订,但不曾付梓,并将此书传给弟子徐行。徐行"序"中还提到他在乾隆丙午(1786)治疫时,悉本周(扬俊)、薛(雪)二书。由此可见,在1786年之前,薛雪《湿热论》已在苏州当地流传,且为医家所遵崇。《湿热论》另一早期载体《薛生白医师秘笈》重刻刊行者舒松摩也是苏州人,也佐证了这一点。故《湿热论》为薛雪所撰当无疑问。

　　然而王孟英在《温热经纬》中认为薛氏之著,

"究难考实,姑从俗以标其姓字"。这是因为王孟英未能得见徐行《医学蒙求》,仅见舒松摩重刻《薛生白医师秘笈》附有薛氏书,又见陈平伯《温热病指南集》有薛氏论而无薛氏名,故为之疑惑,发出作者"究难考实"的感叹。由于王氏著作流传甚广,故对薛作《湿热论》的质疑也有较大的影响。而这种质疑是由于王孟英没有见《湿热论》最早版本而导致的错误认识。

二、主要学术特点及对临床的指导意义

本书的学术特点主要有两个方面。

1. 阐明湿热病的病机特点

薛雪著《湿热论》主要阐发湿热为病,尤其着重于"湿"的病机特点。他指出:"夫热为天之气,湿为地之气,热得湿而热愈炽,湿得热而湿愈横。湿热两分,其病轻而缓;湿热两合,其病重而速。"他认为:有湿无热,只能蒙蔽清阳,或上焦,或中焦,或下焦,病机比较单一。而湿与热合,病情就会出现多种变化。如湿多热少,将在三焦之间传变,可三焦分治;湿热俱多,则可能三焦俱病,内外煎熬,最为酷烈。因此,湿热之病不仅与伤寒不同,而且与普通温病也大不一

样。湿热是温病中的特殊病种,由湿邪与温邪二者共同为病,必须在病机认识与诊断治法方面与普通温病有所区别。

2. 创立三焦辨证方法

薛氏指出:"湿热之邪,不自表而入,故无表里可分,而未尝无三焦可辨。"因此,他主张以三焦辨证来辨治湿热病。湿热病全程大致可分为三个阶段。初起邪由口鼻而入,可有阳明表证,感邪重者可见湿伏中焦。中期根据体质不同及感邪之湿热偏胜。此期邪有三条去路,即上焦、中焦、下焦。邪上传上焦,可见心肺之证;滞留中焦,则见脾胃之证;下传下焦,则见肝肾之证。感邪极重,可出现湿热充斥三焦之证。后期则人体正气已受损伤,一般以中下焦证为多见。此书应该是最早创立三焦辨证的著作,只因条文排列比较随意,其蕴含的辨证规律性不易被发现,故影响反不如其后的《温病条辨》。

由于湿热病症状严重,缠绵难愈,且发病广泛,用一般温病的治疗方法不仅不能解决问题,而且可能造成不良后果。薛雪的《湿热论》首次为湿热证专门著书立说,详加论述,对临床湿热证的诊断治疗有着良好的指导作用。其中所论之三焦辨证,经吴鞠通进一步完善,成为温病的重要辨证方法体系,至今仍在临床上使用。

需要说明的是,据《湿热论》的两个最早版本——徐行《医学蒙求》与舒松摩《薛生白医师秘笈》所载,《湿热论》的条文当为 35 条。而王孟英的《温热经纬》所收的"湿热病篇",将陈平伯《温热病指南集·湿温证条例》中的条文混入《湿热论》共成 45 条,这本是一个错误的版本。但是,由于王氏《温热经纬》流传极为广泛,远远超过《湿热论》本书,这种错误的认识影响很大。所以,读者学习时一定要注意区别。

三、如何学习应用《湿热论》

《湿热论》是一本文字简短、观点鲜明、论理精辟的温病学著作。学习此书首先要弄清书的结构,以准确理解作者的意图。其次要从湿热病邪的特点中领会薛氏用药特色,以求在临床上能学以致用。

1. 熟记条文,理解注文

整本《湿热论》只有六千多字,而其中条文更为精炼。约一千字的条文,包括了症状表现、临床用药等实用性很强的内容。而薛氏的自注文给出了病机说明、方解、用药注意等理论性较强的内容。因此,如果能够熟记条文,就可以在临床很好地应用,而充分理解了注文,则可能举一反三。

2. 认真领会湿热病的三焦辨证用药

薛氏在《湿热论》的第一条首论湿热病提纲,指出湿热证以"始恶寒,后但热不寒,汗出,胸痞,舌白或黄,口渴不引饮"为主症,并认为,湿热证之脉象则"无定体,或洪或缓,或伏或细,各随症见,不拘一格"。由于湿邪易伤中焦,所以湿温表证,既非太阳经头痛项强之表,亦非肺卫咽痛咳嗽之表,而是表现为阳明、太阴同病,"四肢倦怠、肌肉烦疼"亦为湿热所必有之症。针对湿热证易伤中焦的病机特点,薛氏在治疗用药处处注意化湿通阳,不仅要顾护阴液,还要顾护脾胃阳气。

《湿热论》早期的文字仅见于多种清代温病著作中,未见有同治年(1862—1874)以前的单行本。因徐行《医学蒙求》清嘉庆十四(1809)刻本为现存此书最早的传本,故本次整理以此为底本,以舒松摩重刻《薛生白医师秘笈》清嘉庆十七年(1812)写韵楼刻本为校本,并参考章楠《医门棒喝》、王孟英《温热经纬》及潘道根《薛一瓢先生湿热论批本》等进行整理。

张志斌

2007 年 3 月

整理说明

一、本次整理以徐行《医学蒙求》清嘉庆十四年(1809)刻本为底本,这是现存此书最早的传本,以舒松摩重刻《薛生白医师秘笈》清嘉庆十七年(1812)写韻楼刻本为主校本,以章楠《医门棒喝》清道光九年(1829)刻本为他校本,并参考王孟英《温热经纬》清咸丰二年(1852)刻本及潘道根《薛一瓢先生湿热论批本》清咸丰二年(1852)抄本。

二、凡底本不误而校本有误者,不予改动。底本有语义不通之处,而校本通顺者,据校本改。

三、本书采用横排、简体,现代标点。容易产生歧义的简体字,则仍使用原繁体(如本书所据底之刊刻者为"写韻楼",不改为"写韵楼";薛氏又被称为"徵君",不改为"征君"等)。

四、该书药名有与今通行之名用字不同者,为便利当代读者使用,一般改用通行之名(如"石羔"改作"石膏"等)。药物异名、或能体现时代用药特征的药名不改(如"香茹"不改做"香薷";"大力子"不改做"牛蒡子"等)。

五、底本中医名词术语用字与今规范用语不同者，为便利当代读者使用，一般改用规范用语（如"胃府"改作"胃腑"，"心胞"改作"心包"，"熄风"改作"息风"等）。尤其是书中一字二形的情况，据目前规范的情况统一为其中之一者（如"瘢"与"斑"，作为皮肤病态出现时，统一作"瘢"等）。

六、原书书后附有徐行的按语，因此按是对湿热病论治的讨论，有利于对《湿热论》的理解，故予以保留。

湿热论序

天有六气,阴阳、风雨、晦明。阳淫热疾,雨淫腹疾,即言湿热也。二者感之颇易,治之颇难。救治之有功,贵辨之确切。若不取前人历试明验,阐发精义,成书探索而研穷之,即治之,能一一效乎?徵君薛一瓢先生,吴医中巨擘也。著有《湿热论》,皆亲疗愈,历有成效,随时登录者。简编无多,其于湿热二者,感受之轻重浅深,治之表里先后,条分缕析,可谓深切著明者矣。吾师正功吴先生,校订未梓。因思先生于乾隆丙子岁,吴中疫行,大吏延主医局。蒇事后,承辑禹载周君《温热暑疫》方书,刊行已久。疫行春夏之交,感受二者为多。是论实与温热方书相为表里,不可偏废者也。余于医数十年,耽玩讲求,未有所得。犹忆丙午岁,疫亦流行,于范文正义庄设局疗治。余承乏斯役,治有效者,悉本二书。今周君书流播遐迩,独是论湮没不彰,深惜之。爰与同学华子杏帆、家孟旭堂,再加参考,寿诸梨枣。习斯道者,诚能探索而研穷之,于二者之感，辨之必确切，治之必有功，则徵君是书，有裨后来，岂浅鲜哉。是为序。

　　　　　时嘉庆九年岁次甲子仲春徐行
　　　　　书于元都仙馆之西翼肯堂

薛　序

　　扫叶庄，一瓢耕牧且读之所也。维时，残月在窗，明星未稀，惊鸟出树，荒鸡与飞虫相乱，杂杳无聚。少焉，晓影渐分，则又小鸟闹春，间关啁啾，尽巧极縻，寂淡山林，喧若朝市。不知何处老鹤，横空而来，长唳一声，群鸟寂然。四顾山光，直落檐际，清净耳根，始为我有。于是，盥漱初毕，伸纸磨墨，将数月以来所历病机，与诸子弟或阐发前人，或据己意，随所有得，随笔数行。录竟读之，如啖裔羹，寸寸各具酸咸，要不与珍错同登樽俎，亦未方乎。横空老鹤，一声长唳。

薛雪书于扫叶庄

目录

湿热论

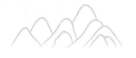

湿热症,始恶寒,后但热不寒,汗出,胸痞,舌白或黄,口渴不引饮。一

此条乃湿热症之提纲也。湿热病属阳明、太阴经者居多。中气实则病在阳明,中气虚则病属太阴。病在二经之表者,多兼少阳三焦;病在二经之里者,每兼厥阴风木。以少阳、厥阴同司相火。阳明、太阴湿久郁生热,热甚则少火皆成壮火,而表里上下充斥肆逆。故是症最易耳聋干呕,发痉发厥。而提纲中不言及者,因以上诸症,皆湿热中兼见之变局,而非湿热病必见之正局也。始恶寒者,阳为湿遏而恶寒,终非若寒伤于表之恶寒。后但热不寒,则郁而成热,反恶热矣。热盛阳明则汗出,湿蔽清阳则胸痞,湿邪内盛则舌白,湿热交蒸则苔黄,热则液不升而口渴,湿则饮内留而不引饮。然所云表者,乃阳明、太阴之表,而非太阳之表。太阴之表四肢也,阳明也;阳明之表肌肉也,胸中也。故胸痞为湿热必有之症,四肢倦怠、肌肉烦疼,亦必并见。其所以不干太阳者,以太阳为寒水之脏,主一身之表,风寒必自表入,故属太阳。湿热不尽从表入,故不必由太阳。况风寒伤营卫,营卫乃太阳所司;湿热伤肌肉,肌肉为阳明所主。寒湿之属太阳者,以太阳为寒水,同气相求也;湿热之属阳明者,阳明为中土,火化从阳也。湿热之邪,从表伤者,十之一二,由口鼻入者,十

之八九。阳明为水谷之海，太阴为湿土之脏，故多由阳明、太阴受病。膜原者，外近肌肉，内近胃腑，即三焦之门户，而实一身之半表半里也。邪由上受，直趋中道，故病亦多归膜原。要之，湿热之病不独与伤寒不同，且与温病大异。温病乃太阳、少阴同病；湿热乃阳明、太阴同病也。而提纲中反不及脉者，以湿热之症脉无定体，或洪或缓，或伏或细，各随症见，不拘一格，故难以一定之脉拘定后人眼目也。

湿热之病，阳明必兼太阴者，人徒知脏腑相连，湿土同气，而不特此也，当与温病之必兼少阴比例。少阴不藏，木火内燔，风邪外袭，表里相煽，故为温病；太阴内伤，湿饮停聚，客邪再至，内外相引，故病湿热。此皆先有内伤，再感客邪，非由腑及脏之谓。若湿热之症，不挟内伤，中气实者，其病必微。或有先因于湿，再因饥饱劳役而病者，亦属内伤挟湿，标本同病。然劳倦伤脾为不足，湿饮停积为有余。所以内伤外感，孰多孰少，孰实孰虚，又在治病者之临症时权衡矣。

湿热症，恶寒无汗，身重头痛。湿在表分。宜藿香、香茹、羌活、苍术皮、薄荷、大力子等味。头不痛，去羌活。二

身重恶寒，湿遏卫阳之表证。头痛必挟风邪，故加羌活，不独胜湿，用以祛风。而此条阴湿伤表之候。

湿热症，汗出，恶寒，发热，身重，关节疼痛，湿在肌肉，不为汗解。宜滑石、豆卷、苓皮、苍术皮、藿香

叶、鲜荷叶、通草、桔梗等味。不恶寒者,去苍术皮。三

此条外候与上条颇同,惟汗出独异,更加关节疼烦,乃湿邪初犯阳明之表,故略见恶寒,及至发热,恶寒当自罢矣。用药通阳明之表,而即清胃脘之热者,不欲湿邪之郁热上蒸,而欲湿邪之因渗下走耳。此条阳湿伤表之候。

湿热症,三四日即口噤,四肢牵引拘急,甚则角弓反张,湿热侵入经络脉隧中。宜鲜地龙、秦艽、威灵仙、滑石、苍耳子、丝瓜藤、海风藤、酒淬川连等味。四

此条乃湿邪挟风邪者。风为木气,风动则木张,乘入阳明之络则口噤,走窜太阴之经则拘牵。故用药不独渗湿,重用息风。一则风药能胜湿,一则风药能疏肝也。选用地龙、诸藤者,欲其宣通络脉耳。

或问:仲景治痉,原有桂枝加栝蒌根及葛根汤两方,后人屏而不用,岂宜于古者,不宜于今耶?今之痉者,与厥相连,仲景不言及厥,岂《金匮》有遗文耶?余曰:非也。药因病用,病源既异,治法自殊。故同一发痉,而伤寒与湿热之病因不同。伤寒之痉自外来,正属太阳,治以散外邪为主;湿热之痉自内出,波及太阳,治以熄内风为主。盖三焦与肝胆同司相火,中焦湿热不解,则热甚于里,而少火悉成壮火。火动则风生,而筋挛脉急;风煽则火炽,而识乱神迷。身中之气,随风火上炎,而有升无降,常度尽失,由是而形若尸厥,正《内经》所谓"血之与气,并走于上,则为暴厥"者是也。外窜筋

经则成痉，内并膻中则为厥。内外充斥，痉厥并见。正气犹存一线，则气复返而生；胃津不克支持，则厥不回而死矣。所以痉之与厥，往往相连。伤寒之痉自外来者，安有是哉？

暑月痉症与霍乱同出一源。风因火生，火随风转。乘入阳明则呕，贼及太阴则泻，是名霍乱；窜入筋中则挛急，流入脉络则反张，是名痉。但痉症多厥，霍乱无厥者。痉则风火闭郁，郁则邪势愈甚，不免逼乱神明；霍乱则风火外泄，泄则邪势外解，不至循经内走，此痉与霍乱之分也。然痉症邪滞三焦，三焦乃火化，风得火而愈煽，则逼入膻中而暴厥；霍乱邪走脾胃，脾胃乃湿化，邪因湿而停留，则淫及诸经而拘挛。火郁则厥，火窜则挛，又痉与霍乱之遗祸也。

痉之挛结，乃湿热生风；霍乱之转筋，乃风来胜湿。痉则由经及脏而厥，霍乱则由脏及筋而挛，总由湿热与风，淆乱清浊，升降失常之故。夫湿多热少，则风入土中而霍乱；热多湿少，则风乘三焦而痉厥。厥而不返者死，胃液干枯，火邪盘踞也；转筋入腹者死，胃液内涸，风邪独劲也。然则胃中之津液，所关顾不钜哉。厥证用辛开，泄胸中无形之邪也；干霍乱用探吐，泄胃中有形之邪也。然泄邪而胃液不上升者，热邪益炽；探吐而胃液不四布者，风邪益张。终成死候，不可不知。

湿热证，壮热口渴，舌黄或焦红，发痉，神昏，谵语或笑，邪灼心包，营血已耗。宜连翘、犀羚角、生地、元

参、银花露、钩藤、鲜菖蒲、至宝丹等味。五

上条言痉，此条言厥。湿邪、暑邪本伤阳气，及至热极，逼入营阴，则津液耗而阴亦病。心包受灼，神识昏乱，用药以清热救阴，泄邪平肝为务。

湿热证，发痉，神昏笑妄，脉洪数有力，开泄不效者，湿热蕴结胸膈，宜仿凉膈散。若大便数日不通者，热邪闭结肠胃，宜仿承气微溏之例。六

此系阳明实热，或上结，或下结。清热泄邪，止能散络中流走之热，而不能除膈中蕴结之邪。故阳明之邪，仍假阳明为出路也。

湿热证，壮热烦渴，舌焦红或缩，癍疹，胸痞，自利，神昏，厥，痉，热邪充斥表里三焦。宜大剂犀羚角、生地、元参、银花露、紫草、方诸水、金汁、鲜菖蒲等味。七

此条乃痉厥症之最重者。上为胸闷，下挟热利，癍疹痉厥，阴阳告困。独清阳明之热，救阳明之液为急务者，恐胃液不存，其人必自焚而死也。

湿热症，寒热如疟，湿热阻遏膜原。宜柴胡、厚朴、槟榔、草果、藿香、六一散、苍术、半夏、干菖蒲等味。八

疟由暑热内伏，秋凉外束而成。若夏月腠理大开，毛窍疏通，安得成疟？而寒热有定期。如疟之发作者，以膜原

为阳明之半表里，热湿阻遏，则营卫分争，症虽如疟，不得与疟同治，故仿吴又可达原饮之例。盖一由外凉束，一由内湿阻也。

湿热症，数日后，脘中微闷，知饥不食，湿邪蒙扰上焦。宜藿香叶、薄荷叶、鲜稻叶、鲜荷叶、枇杷叶、佩兰叶、芦尖、冬瓜仁等味。九

此湿热已解，余邪蒙蔽清阳，胃气不舒，宜用极轻清之品，以宣上焦阳气。若投味重之剂，是与病情不相值矣。

湿热初起，亦有脘闷懊恼，汗出口渴，眼欲闭，时谵语，浊邪蒙闭清阳，属在上焦者。宜用枳壳、桔梗、淡豉、生山栀涌泄法。若投轻清之剂，又与病情不相当矣。

此条须与第三十一条参看。同一邪在上焦，而此九条属虚，三十一条属实。临证者当慎之，不可忽也。

湿热症，初起发热，汗出，胸痞，口渴，舌白，湿伏中焦。宜藿香、蔻仁、杏仁、枳壳、桔梗、郁金、苍术、厚朴、草果、半夏、干菖蒲、六一散、佩兰等味。十

浊邪上干则胸闷，胃液不升则口渴，病在中焦气分，故多开中焦气分之药。

此条多有挟食者，宜加瓜蒌、楂肉、菔子。舌根若现黄色，即是挟食症。

湿热症，数日后，自利溺赤，口渴，湿流下焦。宜滑石、猪苓、茯苓、泽泻、萆薢、通草等味。十一

下焦属阴,太阴所司,阴道虚故自利,化源滞则溺赤,脾不转津则口渴,总由太阴湿胜故也。湿滞下焦,故独以分利为治。

此条药味独用分利,然症必兼见口渴胸痞,须佐入桔梗、杏仁、豆卷,开泄中上,源清则流自洁矣,不可不知。

以上三条皆湿重热轻之候。

湿热之邪,不自表而入,故无表里可分,而未尝无三焦可辨,犹之河间治消渴,以三焦分者是也。夫热为天之气,湿为地之气,热得湿而热愈炽,湿得热而湿愈横。湿热两分,其病轻而缓;湿热两合,其病重而速。湿多热少,则蒙上流下,当三焦分治;湿热俱多,则下闭上壅,而三焦俱困矣。犹之伤寒中二阳合病、三阳合病是也。盖太阴湿化,三焦火化。有湿无热,止能蒙蔽清阳,或阻于上,或阻于中,或阻于下。湿热一合,则身中少火悉化为壮火,而三焦相火,有不皆起而为暴者哉?所以上下充斥,内外煎熬,最为酷烈。兼之木火同气,表里分司,再引肝风,痉厥立至。胃中津液几何,而能供此交征乎?至其所以必属阳明者,以阳明为水谷之海,鼻食气,口食味,悉归阳明,邪从口鼻而入,则阳明为必由之道路也。其始也,邪入阳明,早已先伤其胃液;其继也,邪盛三焦,更欲取资于胃液。司命者,可不为阳明顾虑哉?

或问木火同气,热盛生风,以致痉厥,理固然矣。然有湿热之症,表里极热,不痉不厥者,何也?余曰:风木为火热引动者,原因木气素旺,肝阴先亏,内外相引,两阳相煽,因而劲张。若肝肾素优,并无里热者,火热安能招引肝风哉?试观小儿家,一经壮热,便成瘛疭者,以纯阳之体,阴气未足,故肝风易动也。

湿热症,舌遍体白,口渴,湿滞阳明。宜用辛开,如厚朴、草果、半夏、干菖蒲等味。十二

此湿邪极盛之候。口渴乃液不上升,非有热也。辛泄太过,即可变而为热,而此时湿邪尚未蕴热,故重用辛以开之,使上焦得通,津液得下也。

湿热症,舌根白,舌尖红,湿渐化热,余湿犹滞。宜用辛泄,佐以清热,宜蔻仁、半夏、干菖蒲、豆卷、六一散、连翘、绿豆壳等味。十三

此湿热参半之症,而燥湿之中,即佐清热者,亦所以存阳明之液也。

上二条凭验舌以投剂,极为临症时要诀。盖舌为心之外候,浊邪上熏心肺,舌苔因而转移。

湿热症,初起即胸闷,不知人,瞀乱,大叫痛,湿热阻闭中上二焦。宜草果、槟榔、鲜菖蒲、六一散、芫荽,各重用。或加皂角末,地浆水煎。十四

此条乃湿热俱盛之候,而去湿药多,清热药少者,以病邪初起,正未大伤,故以辛通,散邪为急,不欲以寒凉凝滞病机也。

湿热症,四五日,口大渴,胸闷欲绝,干呕不止,脉细数,舌光如镜,胃液受劫,胆火上冲。宜西瓜白汁、鲜生地汁、甘蔗汁,磨服郁金、木香、香附、乌药等味。十五

此营阴素亏,木火素旺者,今木乘阳明而耗其津液,然幸无饮邪,故一清阳明之热,一散少阳之邪。不用煎者,取其气之全耳。

湿热症,呕吐清水,或痰多黏腻,湿热内留,木火上逆。宜温胆汤加瓜蒌、碧玉散等味。十六

此素有痰饮,而阳明、少阳同病,故一以涤饮,一以降逆。与上条呕同而治异,正当合参。

湿热症,呕恶不止,昼夜不瘥,欲死者,肺胃不和,胃热移肺,肺不受邪也。宜用川连三四分、苏叶三五分,两味煎汤,呷下即止。十七

肺胃不和,最能致呕。盖胃热移肺,肺不受邪,还归于胃,呕恶不止。若以治肝胆之呕治之,误矣。故必用川连以降湿热,苏叶以通肺胃。投之立愈,以肺胃之气,非苏叶不能通也。分数轻者,以轻剂能治上焦之疾故耳。

湿热症,咳嗽,昼夜不宁,甚至喘而不得眠者,暑邪入于肺络。宜葶苈、六一散、枇杷叶等味。十八

人知暑伤肺气则气虚,不知暑滞肺络则肺实。葶苈引滑石,直泻肺邪,则病自除。

湿热症,十余日后,大势已退,惟口渴汗出,骨节疼,隐痛不已,余邪留滞经络。宜元米汤泡於术,隔一宿去术,煎饮之。十九

病后湿邪未尽,阴液已伤,故口渴身疼。此时救液则助湿,治湿则劫阴,宗仲景麻沸汤之法,取气不取味,走阳不走阴,佐以元米汤养阴逐湿,两擅其长。

湿热症,数日后,汗出热不除,或痉,忽头痛不止者,营液大耗,厥阴风火上升。宜羚羊、蔓荆、钩藤、元参、生地、女贞等味。二十

湿热伤营,肝风上逆,血不营筋而痉作,上升巅顶则头痛。热气已退,木气独张,故痉而不厥。投剂以息风为标,养营为本。

湿热症,胸痞,发热,肌肉微疼,始终无汗者,腠理暑邪内闭。宜六一散一两、薄荷叶三五分,泡汤调下,即汗解。廿一

湿热发汗,昔贤有禁,此不微汗之,病必不愈。盖既有不可汗之大戒,复有得汗始解之活法,临症者宜知所变矣。

湿热症,按法治,数日后,忽吐下一时并至者,中气亏损,升降悖逆。宜生谷芽、莲心、扁豆、米仁、半夏、甘草、茯苓等味。甚者用理中汤法。廿二

升降悖逆,法当和中,犹如霍乱之用六和汤也。若太阴愈甚,中气不支,非理中不可。

湿热症,十余日后,左关弦数,腹时痛,时圊血,肛门热痛,血液内燥,热邪传入厥阴之阴。宜仿白头翁法。廿三

热入厥阴而下利,即不圊血,亦宜宗仲景治热利法。若更逼入营阴,安得不用白头翁汤凉血而散邪乎?设热入阳明下利,即不圊血,又宜师仲景下利谵语用小承气之法矣。

湿热症,十余日后,尺脉数,下利,或咽痛,口渴,心烦,水泉不足,热邪直犯少阴之阴。宜仿猪肤汤凉润法。廿四

同一下利,病有厥少之分,则药有寒凉之异。然少阴有便脓血之候,不可不细审也。

湿热症,身冷脉细,汗泄胸痞,口渴,舌白,湿中少阴之阳。宜人参、白术、附子、茯苓、益智等味。肥胖气虚之人夏月多有之病。廿五

湿邪伤阳,理合扶阳逐湿。口渴为少阴症,乌得妄用寒凉耶?

暑月病初起,但恶寒,面黄,口不渴,神倦,四肢懒,脉沉弱,腹痛下利,湿困太阴之阳。宜仿缩脾饮、冷香饮子,甚则大顺散、来复丹等法。廿六

暑月为阳气外泄,阴液内耗之时,故热邪伤阴。阳明灼烁,宜清宜滋;太阴告困,宜温宜散。古法最详,医者鉴诸。

湿热症,按法治之,诸症皆退,惟目瞑则惊悸梦

惕,余邪内留,胆气不舒。宜酒浸郁李仁、姜汁炒枣仁、猪胆皮等味。廿七

滑可去着,郁李仁性最滑脱,古人治惊后肝系滞而不下。始终目不瞑者,用之以下肝系而去滞。此湿热之邪,留于胆中。胆为清净之府,藏而不泻,是以病去,而内留之邪不去。寐则阳气行阴,胆热内扰,肝魂不宁,故用郁李仁以泄邪。必用酒浸者,酒入于胃,先走于胆也。枣仁之酸,入肝安神,而制以姜汁,安神而能散邪也。用药至此,乃谓善于驱遣者。

湿热症,曾开泄下夺者,恶候皆平,独神思不清,倦语,不思食,溺数,唇齿干,胃气不输,肺气不布,元神大亏。宜人参、麦冬、生谷芽、川斛、木瓜、甘草、鲜莲子等味。廿八

开泄下夺,恶候皆平,正亦大伤,故见症多气虚之象,理合清补元气。若用泥滞阴药,去生便远。

湿热症,四五日,忽大汗出,手足冷,脉细如丝或绝,口渴,茎痛,而起坐自如,神清语亮,乃汗出过多,卫外之阳暂亡,湿热之邪仍结,一时表里不通,脉故伏,非真阳外脱也。宜五苓去术,加滑石、酒淬川连、生黄芪皮等味。廿九

此条脉证,全似亡阳之候,独于举动神气中得其真情。噫! 此医之所以贵识见也。

64 湿热症,发痉,神昏,独足冷,阴缩,下体外受客

寒。仍宜从湿热治,只用辛温之品,煎汤熏洗。三十

　　阴缩为厥阴之外候,合之足冷,全似虚寒矣。乃谛观本症无一虚,始知寒客下体,一时营气不达,不但症非虚寒,并非上热下寒之可拟也。仍从湿热治之,又何疑耶?

　　湿热症,初起,壮热,口渴,脘闷,懊侬,眼欲迷闭,时谵语,浊邪蒙闭上焦。宜涌泄,用枳壳、桔梗、淡豆豉、生山栀。无汗者加干葛。三十一

　　若病退后,脘中微闷,知饥不食,是余邪蒙绕上焦,法宜轻散。此则浊邪蒙闭上焦,故懊侬脘闷。眼欲闭者,肺气不舒也;时谵语者,邪逼心包也。若投轻剂,病必不除。《经》云:高者越之。用栀豉汤涌泄之剂,引胃脘之阳,而开心胸之表,邪从吐散,一了百当,何快如之。

　　湿热症,经水适来,壮热口渴,谵语神昏,胸腹痛,或舌无苔,脉滑数,邪陷荣分。宜大剂犀角、紫草、茜根、贯仲、连翘、银花露、鲜菖蒲等味。三十二

　　热入血室,不独妇女,男子亦有之。不但凉血,并须解毒矣。然必重剂。乃可奏功。

　　湿热症,上下失血,或汗血,毒邪中入营分,走窜欲泄。宜大剂犀角、生地、丹皮、赤芍、连翘、紫草、茜根、银花等味。三十三

　　热逼而上下失血、汗血,势极危而犹不即坏者,以毒从血出,生机在是。大进凉血解毒剂以救阴而泄邪,邪解而血自

止矣。血止后，须进参、芪善后乃得。

湿热症，七八日，口不渴，声不出，与饮食亦不却，默默不语，神识昏迷，进辛香凉泄、芳香逐秽俱不效者，邪入厥阴，主客浑交。宜仿吴又可三甲散，醉地鳖虫、醋炒鳖甲、土炒山甲、生天虫、柴胡、桃仁泥等味。三十四

暑湿虽伤阳气，然病久不解，必及于阴。阴阳两困，气钝血凝，而暑湿不得外泄，遂深入厥阴。络脉凝瘀，使一阳不能萌动，生气有降无升，心主阻遏，灵气不通，所以神不清而昏迷默默也。用直入厥阴之药，破滞通瘀，斯络脉通而邪亦解矣。

湿热症，口渴，苔黄起刺，脉弦缓，囊缩舌硬，谵语，昏闷不知人，两手搐搦，津枯邪滞。宜鲜生地、芦根、生首乌、鲜稻根等味。若脉有力，大便不通，大黄亦可加入。三十五

胃津劫夺，热邪内据，非润下以泄邪，徒用清滋无当病情，故仿承气之例，以甘凉易苦寒，正恐胃气受伤，胃津不复也。

行按：王玮《青岩丛录》云：隋·巢元方言风寒二湿而不著湿热之说，此其失也。今徵君之《湿热论》发前人所未发，独开生面，以启后学，厥功伟矣。或问：苍术白虎汤为湿热证必用之方，何三十五条中从

未一用耶？余谓：苍术白虎汤之名，因仲景有人参白虎、桂枝白虎二汤，故后人遂以苍术石膏汤为苍术白虎汤也。王晋三太老夫子《古方选注》中，载有苍术石膏汤，云：虽与白虎汤相似，其义各有微妙。盖方中知母、甘草二味乃滋养助湿之品，是以论中频用苍术。而不用石膏用滑石者，以石膏质重甘寒留胃，滑石则淡渗利泄，所谓治湿不利小便，非其治也。其苍术白虎汤之名，为后人妄立也，明矣。